OBSERVATIONS

PRATIQUES ET THÉORIQUES

SUR L'OPÉRATION

DE LA CATARACTE

PAR DÉPRESSION.

Mémoire lu à l'Académie d'Amiens, dans sa Séance du 26 Avril 1846.

PAR M. ANDRIEU,

Docteur Médecin de la Faculté de Paris , Membre de l'Académie , Professeur à
l'École de Médecine, au Muséum d'histoire naturelle d'Amiens, Médecin
des pauvres , Chirurgien de l'Hospice des Incurables , Médecin
en Chef de la Maison de correction du département
de la Somme , etc.

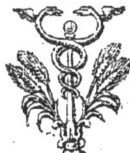

AMIENS,

Imprimerie de E. YVERT, rue Sire-Firmin-Leroux, 26.

1846.

OBSERVATIONS

PRATIQUES ET THÉORIQUES

SUR L'OPÉRATION

DE LA CATARACTE

PAR DÉPRESSION.

❦

Mémoire lu à l'Académie d'Amiens, dans sa Séance du
26 Avril 1846.

❦

PAR M. ANDRIEU,

Docteur Médecin de la Faculté de Paris , Membre de l'Académie , Professeur à
l'École de Médecine , au Muséum d'histoire naturelle d'Amiens, Médecin
des pauvres , Chirurgien de l'Hospice des Incurables , Médecin
en Chef de la Maison de correction du département
de la Somme , etc.

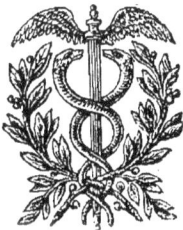

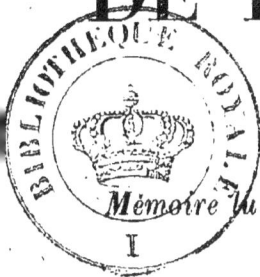

AMIENS,
Typographie de E. Yvert,
Rue Sire-Firmin-Leroux , 26.

———

1846.

ACADÉMIE D'AMIENS.

SÉANCE DU 25 AVRIL 1846.

Messieurs,

La chirurgie a fait de nos jours de grands progrès : empruntant ses déductions à l'anatomie et à la pathologie, elle semble avoir bientôt atteint le plus haut degré de perfection dont une science humaine soit susceptible.

Presque toutes les maladies chirurgicales sont parfaitement connues aujourd'hui, mais les indications de traitement qu'elles réclament ne ressortent pas toujours clairement aux yeux des praticiens, et ceux-ci, réunis d'opinions quant à la nature de la lésion, sont souvent divisés, quant au traitement à faire, et attaquent le mal par des procédés différents. L'histoire de la cataracte en est un exemple frappant ; deux procédés opératoires se partagent presqu'exclusivement le traitement de cette maladie.

La cataracte, comme on sait, consiste dans l'opacité du cristallin ou de son enveloppe ; c'est-à-dire, d'une lentille maintenue dans une espèce de coque, placée de champ au milieu de l'œil, en arrière de la pupille et que doivent traverser, pour aller faire image au fond de l'œil, les rayons lumineux.

Des deux méthodes généralement employées contre la cataracte, l'une consiste à extraire de l'œil le cristallin devenu opaque, l'autre à l'abaisser en le cachant au fond de l'organe, et dans les deux cas, il faut faire disparaître du champ de la vision les membranes de la capsule, surtout quand l'opacité de celle-ci constitue la maladie, ou s'y ajoute.

Laquelle des deux méthodes est préférable à l'autre ? nul n'a encore pu l'établir. Chacune d'elle a ses malheurs particuliers. Des accidents sont communs à toutes deux, et toutes deux comptent un nombre égal de succès ; de sorte qu'à mes yeux, le procédé le plus facile, partant le plus avantageux, n'est en définitive que celui auquel le chirurgien s'est exercé davantage.

J'opère presqu'exclusivement par l'abaissement, et les inconvénients qu'à juste titre on reproche à cette méthode, m'ont souvent préoccupé. Il m'est arrivé, comme à bien d'autres chirurgiens du reste, de laisser, après une opération convenablement faite, mon malade dans les conditions les plus satisfaisantes, et de voir bientôt se développer le cortége toujours effrayant des accidents consécutifs. Parmi les inconvénients spécialement attachés à l'opération de la cataracte par abaissement, la pression qu'exerce le cristallin abaissé sur la rétine et la déchirure de cette membrane si délicate, ont été signalées au premier chef par tous les opthalmologistes. De ces accidents, le dernier est fort rare, et heureusement, car il traîne à sa suite des douleurs vives qui persistent long-temps et amènent presqu'inévitablement de graves désordres dans l'œil. S'il est vrai, d'un autre côté, que la lentille abaissée repose souvent sur la rétine sans la fatiguer, l'expérience démontre aussi que le contact est parfois fatiguant, douloureux et nuisible, et que bien des insuccès n'ont pas reconnu d'autres causes.

Quand on songe que la cataracte est toujours chose sérieuse ; que si le malade se refuse à se soumettre à l'opération, il reste pour toujours privé de la vue ; que s'il a recours à l'opération, le résultat est loin d'en être constamment heureux et le succès complet, on ne saurait trop donner d'attention aux inconvénients attachés à la méthode opératoire que l'on a choisie.

J'ai signalé, tout-à-l'heure, l'un de ces inconvénients, le hazard m'a peut-être mis sur la voie d'un moyen qui me permet de l'éviter, c'est ce que je me propose d'examiner ici.

Ce n'est pas la première fois que, le hasard secondant nos efforts, nous sommes conduits à faire des observations exactes et régulières, à les étendre par l'analogie, à les coordonner, à les généraliser, enfin à en déduire des conséquences.

Mademoiselle G....., âgée de 19 ans, vint me prier de l'opérer d'une cataracte de l'œil droit, le gauche était parfaitement bon. Il est d'expérience que l'opération faite sur l'un des deux yeux, l'autre étant sain, peut compromettre ce dernier. Je fis tout ce que je pus pour dissuader mademoiselle G..... ; mais elle ne voulait pas, disait-elle, avoir un œil blanc, et puis « *Désir de fille est un feu qui dévore!* »

Je dus me résigner à l'opérer, ce que je fis à quelques jours de là, le 4 mai 1842, en présence de MM. Caussin et Lavernot, alors élèves, fixés honorablement aujourd'hui, l'un à Albert, l'autre à Conty. A peine l'aiguille avait-elle pénétré dans l'œil, que mademoiselle G..... fut prise d'un tremblement nerveux de tout le corps. Alors, déchirer le feuillet antérieur de la capsule cristalline, abaisser le cristallin, dégager l'instrument, tout cela dut être et fut l'affaire d'un moment. De véritables spasmes survinrent, qui se calmèrent environ une demi-heure après. Alors, et avant de quitter ma malade, j'examinai l'œil à l'aide d'un demi-jour, le cristallin était remonté à sa place. Vers le soir, survinrent des vomissements ; la fièvre et la céphalalgie se mirent bientôt de la partie. Une potion anti-spasmodique et une forte saignée de bras calmèrent les accidents qui ne cessèrent cependant complètement qu'au cinquième jour. Du reste, diète, séjour au lit, obscurité complète dans la chambre, applications résolutives sur l'œil, aucun symptôme alarmant du côté de cet organe. Le 10, j'examine l'œil, la sensation seule d'une espèce de gravier sous la paupière occupait la malade ; rougeur et gonflement de la conjonctive, surtout vers l'angle externe, larmoiement, enflure légère de la paupière supérieure, du reste, état général de l'œil, satisfaisant ; de douleurs internes, point ; mais le cristallin était resté en place, et l'insuccès était flagrant ; j'avais bien lu des histoires de cataractes opérées par abaissement, où le cristallin remonté, avait disparu, laissant plus tard le champ libre aux rayons lumineux. Cependant ces exemples, que je me plaisais à me rappeler pour ma consolation, ne me rassuraient guère.

BOYER ne me disait-il pas, avec toute l'autorité de sa longue et imposante expérience :

« Lorsque la cataracte cesse d'être contenue avec l'aiguille
» elle peut remonter et reprendre la place qu'elle occupait.
» Si cela arrive au moment de l'opération, rien n'est plus
» facile que de la déprimer une deuxième fois, en la tenant
» plus long-temps assujettie afin qu'elle se fasse à son nou-
» veau domicile, mais souvent cet accident a lieu plus ou
» moins long-temps après, et on ne s'en apperçoit que lors-
» que, venant à découvrir l'œil pour voir les progrès de l'in-
» flammation, la prunelle se trouve bouchée comme elle était
» avant. On ne peut se dispenser alors d'opérer une seconde
» fois. »

Au milieu des préoccupations d'une vive et bien juste inquiétude, mademoiselle G..... restait assujettie à un régime sévère, et s'ennuyait doublement de ne pas y voir d'abord, puis d'être ainsi au régime, dans une chambre à peine éclairée, et dans l'inaction la plus complète.

Un matin, c'était le vingt-cinquième jour après l'opération, elle me raconte qu'elle croit voir de côté avec l'œil opéré ; quelques jours plus tard, elle m'affirme qu'elle y voit

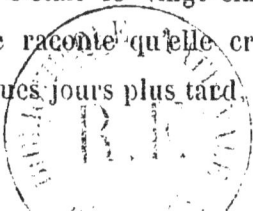

un peu ; bientôt elle en est certaine. Enfin, sept semaines
après s'être confiée à mes soins, elle distingue, à peu de
distance, les doigts de la main ; elle veut retourner chez elle,
je la retiens, mais elle s'en va huit jours après. Je ne la re-
vois qu'au quatrième mois de là. A cette époque, un grain
blanc, assez semblable, pour la forme et la grosseur, à un
grain d'orge mondé, se voit en arrière de l'iris, entamant un
peu le champ de la pupille, du côté de l'angle interne de
l'œil. Ce grain est comme nuageux à son pourtour et trem-
blote à chaque mouvement brusque de l'œil. En faisant dila-
ter la pupille on le voit facilement en entier ; du reste, la vision est parfaitement nette dès ce moment.

A la Pentecôte de l'année suivante, je rencontre, par hasard, dans la rue, mademoiselle G....., je l'emmène chez
moi, j'examine son œil, la pupille est parfaitement nette et
je n'y vois pas le plus petit vestige du cristallin

Si on analyse maintenant cette observation, on voit que les
symptômes généraux qui ont été observés reconnaissent pour
cause l'impression morale, et l'introduction de l'aiguille dans
l'œil rend parfaitement compte des symptômes locaux. Le
cristallin déprimé n'a pu être fixé au fond de l'œil, il est remonté immédiatement, mais ses communications vasculaires
ou autres avec son enveloppe avaient été rompues. Elles ne se
sont pas renouées et la lentille s'est lentement résorbée à sa
place normale, comme elle l'eût fait dans l'endroit ou la fixe
ordinairement l'aiguille du chirurgien.

Pendant les longs jours d'une pénible attente, j'ai dû souvent porter mon attention sur les faits de même nature, et

les auteurs en comptent d'assez nombreux. Déjà Pott, vers
la fin du siècle dernier, a proposé de déchirer la lame antérieure de la capsule cristalline, et de confier ensuite à la faculté dissolvante de l'humeur aqueuse et à l'absorption des
vaisseaux lymphatiques, la destruction du cristallin. Pott a
opéré plusieurs fois de cette manière, avec succès. Dans la
cataracte laiteuse, il se contentait de déchirer, avec l'aiguille, la capsule du cristallin, sans déprimer cet organe
qui ne tardait pas à se dissoudre dans l'humeur aqueuse et à
disparaître Les observations de Hey, Latta et Dubois, prou-
vent également que dans le cas où la cataracte remonte se
placer derrière la pupille, après l'opération par abaissement,
si la capsule du cristallin a été ouverte, la pupille s'éclair-
cit au bout d'un certain temps. On doit à Scarpa une méthode d'opération par le broiement; ne consiste-t-elle pas à
déchirer la capsule cristalline et à fendre en plusieurs sens
le cristallin lui-même sans le déplacer, à abandonner ensuite
cet organe à l'absorption. La méthode du déplacement a sans
contredit, fait observer Delpech, l'inconvénient de ne pas
préserver toujours du retour du cristallin dans la situation
naturelle; mais quand l'opération est bien faite, cet accident
est beaucoup moins fâcheux qu'on ne le pense. L'expérience
a prouvé qu'en pareil cas le cristallin ayant été complètement isolé, il ne peut se conserver, qu'il ne manque pas de se
dissoudre et d'être absorbé, en sorte que cette espèce de cataracte secondaire guérit le plus souvent spontanément, si
l'on ne se presse pas d'opérer une seconde fois ; d'ailleurs,
les suites de l'opération par déplacement sont si simples

ordinairement que l'inconvénient d'être obligé de recommencer ne serait pas aussi grand qu'il le paraît d'abord. Cependant, des auteurs dont l'autorité est d'un grand poids dans la science, parlent de la nécessité de revenir à l'opération. CALLISEN a observé le rétablissement de la vue seulement après une quatrième opération d'abaissement, et SAMUEL COOPER rapporte que HEY s'est servi sept fois de l'aiguille avant de réussir. Est-il nécessaire de faire observer qu'alors on n'avait aucune idée que le cristallin détaché de ses moyens d'unions, pût se dissoudre et être absorbé, et qu'aussitôt que les circonstances permettaient de le faire, on se hâtait d'opérer de nouveau.

Le cristallin, dit BOYER, remonte quelquefois à la place qu'il occupait, ce qui rend inutile l'opération déjà faite. Cependant, BOYER recommande plus loin, relativement à la cataracte secondaire récente, de ne pas se hâter de recourir à une seconde opération, car, il est permis, dit-il, d'espérer que cette nouvelle cataracte se dissipe spontanément, ainsi que l'expérience l'a bien souvent prouvé. Or, je le de demande, ces cataractes secondaires récentes, dont parle BOYER, qui si souvent se dissipent spontanément, que sont-elles? si ce ne sont des cataractes dues à la réascension du cristallin.

J'ai consulté l'expérience, j'interroge maintenant les faits anatomiques. L'œil humain est fort compliqué, les organes qui le forment sont nombreux et délicats, les lois qui les régissent présentent encore des obscurités; mais le soin avec lequel le cristallin et ses acccompagnements ont été étudiés, ce qu'on sait aujourd'hui nous suffit, et laisse peu regretter qu'on n'en sache pas davantage.

La capsule cristalline embrasse le cristallin, le loge dans son intérieur ; cette capsule est tapissée en arrière et en avant, dit-on, par un dédoublement de l'hyaloïde ; à l'endroit du dédoublement, de petits filaments parallèles sont chargés de fixer la lentille à son enveloppe ; à l'intérieur de la capsule, entre elle et le cristallin, se trouve l'humeur de Morgagny, fluide transparent, peu abondant, et qui s'échappe aussitôt que la capsule est ouverte ; son existence n'est pas douteuse entre la lentille et le feuillet antérieur de la capsule ; en arrière, Dugés en nie l'existence.

Le cristallin, lui, est composé de deux parties, l'une superficielle, de consistance gélatineuse ; l'autre profonde, plus dure. Ces deux substances se confondent par gradation insensible. Sa sensibilité est nulle. Comment se nourrit-il ? c'est ce que l'on ne sait pas bien. On suppose qu'il se nourrit au moyen de liens qui le rattachent à son enveloppe ; et ces liens, tous les anatomistes ne les ont pas vus. Zinn a bien pu, dit-on, injecter deux rameaux artériels dans le cristallin d'un jeune veau. Albinus et Walter, je crois, n'auraient pas été moins heureux ; mais d'où vient qu'un anatomiste célèbre, M. Ribes, n'a jamais pu faire pénétrer les injections les plus fines dans cette partie ? D'où vient que M. Denonvillers, qui a démontré avec tant de bonheur les vaisseaux de l'œil, n'a pas mieux réussi ?

Sans doute, en l'absence de vaisseaux nourriciers dont

l'existence n'est pas démontrée, on sera embarrassé pour expliquer l'apparence de vitalité que possède le cristallin : mais ici, les faits anatomiques seuls nous intéressent, et seuls ils ont de la valeur : à moins, toutefois, que nous ne fassions comme Joung, qui annonce, en 1793, l'existence de vaisseaux et de nerfs dans le cristallin, avoue en 1800, n'avoir encore pu les découvrir, mais n'en persiste pas moins dans sa première opinion.

On voit bien, il est vrai, un rameau émané de l'artère de la rétine, traverser le canal hyaloïdien, arriver sur la lame postérieure de la capsule cristalline, et se perdre dans cet organe en ramifications extrêmement déliées, dont plusieurs passent sur le bord externe de la capsule, et vont s'anastomoser avec des branches qui proviennent du bord du corps ciliaire ; mais, de nos jours, aucun anatomiste n'a pu suivre un seul filet jusques au cristallin. Cet organe baigne dans un liquide très tenu ; la capsule cristalline est l'intermédiaire des connexions entre le cristallin et ses parties voisines, voilà tout ce que l'on sait de positif. Quant au cristallin, il se dissout presque entièrement dans l'eau, il n'a ni nerfs, ni circulation rouge, ni lymphatique que l'on sache, on dont on ait pu du moins constater la présence. Ce corps s'accroît comme tout corps non organisé, par juxta-position ; il est formé de plusieurs couches qui s'emboîtent les unes dans les autres, dont les plus récentes sont les plus extérieures, et qui sont d'autant plus dures et plus denses qu'elles sont plus profondes.

Enhardi peut-être plus que convaincu alors, je l'avoue, par ces considérations, j'ai, le 17 juin 1843, opéré d'une cataracte de l'œil gauche, le nommé COQUET (Charlemagne), d'Esquenoy. L'œil droit était parfaitement bon. Je déchirai la capsule du cristallin, j'abaissai cette lentille et la laissai revenir en place ; après quoi, dégageant mon aiguille par un léger mouvement de rotation, je la retirai de l'œil, et l'opération fut terminée. Le lendemain, j'examinai l'œil, il était un peu rouge, des douleurs survinrent vers le sourcil, une large saignée fut faite, le régime fit le reste : au 14e jour l'œil était bien, au 27e, le cristallin paraissait être moins opaque : à deux mois de l'opération, le malade distinguait un mouchoir blanc. Je ne l'ai revu qu'au mois de septembre 1844, plus d'un an après, il n'y avait plus qu'un reste transparent du cristallin, il ne gênait pas la vision, bien qu'il fût de l'étendue d'un tête d'épingle ordinaire et presqu'au centre de la pupille.

Le 16 mai 1845, le nommé GALET, du faubourg de la Hotoie, atteint de cataracte aux deux yeux, fut opéré du côté droit par la méthode ordinaire; du côté gauche par simple dépression. La résorption du cristallin se fit d'abord sur le côté externe de la circonférence, elle a continué depuis. Toutefois elle a marché lentement, et elle n'est pas complète encore ; mais GALET voit des deux yeux.

Le 27 mai, même année, Françoise BELLANCOURT, de Fresnoy-en-Chaussée, vint me prier de l'opérer. Un œil était, depuis longues années, perdu à la suite de la petite vérole ;

l'autre offrait deux cicatrices qui attestaient d'anciennes ulcé-
rations. Un renversement des cils y entretenait une irritation
continuelle ; l'œil était dans le plus mauvais état, et deux
confrères avaient refusé de l'opérer. Cette femme désirait
bien ardemment recouvrer la vue, je lui donnai mes soins.
La cataracte fut opérée par dépression. Le renversement des
cils fut guéri par l'excision d'un lambeau de peau à la paupière inférieure. Elle se conduit, tricote et est heureuse aujourd'hui.

Un autre malade de l'hospice des Incurables, a été, lui,
complètement malheureux. C'est le nommé Cozette, atteint
d'une cataracte double depuis long-temps, et de céphalalgie
sus-orbitaire, qui avait précédé et déterminé peut-être la
cécité. Il me suppliait depuis long-temps de l'opérer ; peu
confiant dans le succès, j'ajournais toujours ; mais il fallut
bien s'exécuter enfin. J'opérai Cozette de l'œil gauche par
abaissement, du droit par dépression. Les douleurs se sont
exaspérées ; j'ai eu à combattre tout le cortége des accidents
consécutifs, encore malgré toute l'énergie et l'activité du
traitement, s'est-il fait des deux côtés un grand désordre
dans l'œil.

Je ne fais que rapporter succinctement ici les observations
dont j'ai dû conserver tout le détail. Leur nombre est sans
doute trop insuffisant pour qu'on puisse en tirer, quant à
présent, des conséquences certaines. Moi-même je n'ai pas
osé en faire une règle générale dans les opérations que j'ai
été appelé à pratiquer depuis plusieurs années. J'ai eu re-

cours très souvent à la méthode ordinaire, et quelquefois à
la dépression, selon que me l'inspiraient mes instincts chi-
rurgicaux.

Maintenant, doit-on rester irrévocablement engagé dans
les routes diversement frayées de la pratique actuelle, ou
bien tenter d'en ouvrir une nouvelle, sous le double entraî-
nement du langage des faits de l'organisation et des réalisa-
tions de la pratique ? Serait-il prudent de secouer le joug
d'habitudes non suffisamment justifiées peut-être; ou doit-on,
au contraire, préférer le vague et les oscillations d'un passé
sans doctrine, aux enseignements actuels ? C'est une question
complexe qui me paraissait digne d'attention; je l'ai abordée
franchement devant vous.

L'opération par la dépression est bien simple; c'est le
premier temps de l'opération par abaissement. Le procédé
consiste à déchirer la partie antérieure de la capsule cristalline, à presser avec l'aiguille de haut en bas le cristallin
opaque, à le faire descendre jusqu'au-dessous de la pupille,
à relever l'aiguille et à la dégager. Comme il n'y a pas entre le corps ciliaire et l'iris un espace suffisant pour y fixer
le cristallin, il remonte aussitôt. Ainsi, simplicité dans l'exé-
cution, sécurité précieuse pour le libre examen de l'œil à
la lumière; plus de compression possible de la rétine par le
cristallin, tels seraient, à mes yeux, les principaux avanta-
ges attachés à la dépression.

En vous soumettant ces recherches, je me demande, avec
inquiétude, si je ne m'abuse pas étrangement en cherchant

à engager la pratique dans une voie qui pourrait bien être fausse : et j'ai besoin , pour me rassurer un peu sur le jugement que vous allez porter , de me rappeler que des efforts, dussent-ils être infructueux , deviennent toujours estimables à vos yeux , et comme un hommage à la vérité , et comme un témoignage de zèle pour les intérêts de la science ophtalmologique.

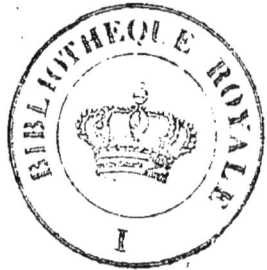

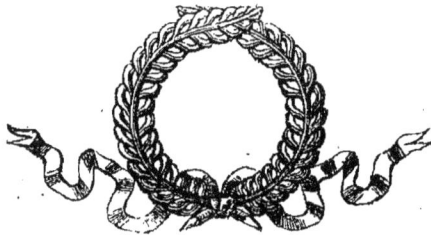

www.ingramcontent.com/pod-product-compliance
Lightning Source LLC
Chambersburg PA
CBHW050456210326
41520CB00019B/6229